AF463659

EXAMEN

DES

OBSERVATIONS CRITIQUES

DU DOCTEUR BROUSSAIS

SUR

LES DOCTRINES MÉDICALES ANALOGUES A LA SIENNE;

PAR MICHEL FODERÀ,

Docteur en Médecine et en Philosophie de l'Université de Catane, Pensionnaire de S. M. le Roi des Deux-Siciles, Membre correspondant de l'Académie de Médecine, de la Société Philomatique et de la Société médicale d'Émulation de Paris, etc.

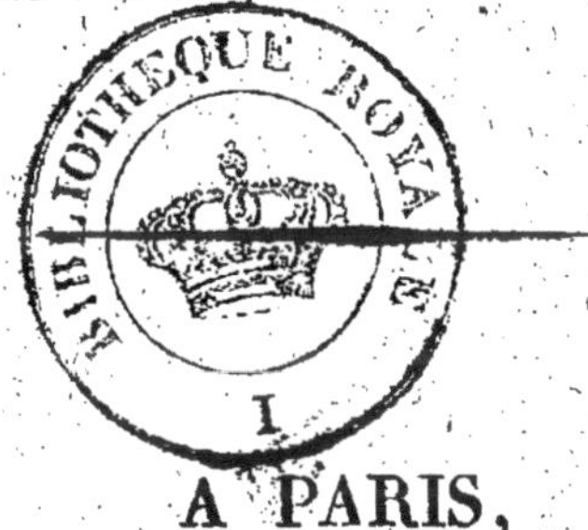

A PARIS,

CHEZ J.-B. BAILLIÈRE, LIBRAIRE,
RUE DE L'ÉCOLE-DE-MÉDECINE, N° 16.

1822

Les observations critiques du docteur Broussais sur les doctrines correspondantes à la sienne ont été imprimées dans le tome vingt-quatrième du *Journal universel des Sciences médicales* : je crois devoir les reproduire ici.

Histoire de quelques doctrines médicales, comparées avec celle du docteur Broussais, par M. Foderà, etc. *Avec cette épigraphe :* Facile est inventis addere. 1821, *un vol.* in-8°. (1).

SANS m'arrêter à des préambules ennuyeux, j'annoncerai que le but de cet ouvrage est de rapporter à Baglivi la découverte des vérités qui font la base de la médecine physiologique, c'est-à-dire d'en ravir la gloire à l'École française, pour la donner toute entière à l'Italie, qui est la patrie de l'auteur. Je passe sur les éloges que me prodigue M. Foderà *à son début,* ainsi que sur les traits, malins ou non, qu'il me lance dans le cours de son ouvrage, parce qu'ils ne font rien au fond de la question, et j'arrive à ses argumens.

Il commence par trouver mauvais que je m'attribue la découverte de l'ontologie médicale, et nulle part il ne prouve qu'elle appartienne à d'autres qu'à moi. Il prétend que, par cette réclamation, je fais mon éloge. Tout homme à qui l'on dispute une découverte a-t-il droit de la réclamer? y a-t-il de la vanité à se justifier devant un tribunal? Laissons là ces petitesses. Allons plus loin.

---

(1) A Paris, chez J.-B. BAILLIÈRE, Libraire, rue de l'École-de-Médecine, n° 16. Prix : 3 fr. 50 c.

J'ai tort, selon notre auteur, de réclamer la découverte des affections gastriques, parce que Baglivi les a connues. Suivent plusieurs citations de ce classique, desquelles il résulte ce qui suit :

1°. Qu'il a reconnu de l'inflammation gastro-intestinale dans quelques fièvres, mais qu'il n'a pas attribué toutes celles qu'on appelle *essentielles à cette cause*..... C'est précisément ce que j'ai dit d'une manière générale dans la proposition CXI, page 35 de l'*Examen*. J'ajoute ici que, tant qu'il reste un modèle de fièvre essentielle où l'inflammation gastrique n'est pas admise, c'en est assez pour autoriser ceux qui sont prévenus par une fausse théorie, à rapporter le cas qu'ils ont sous les yeux à toute autre cause qu'à cette phlegmasie. L'expérience prouve mon assertion, car, malgré l'ouvrage de Baglivi, les fièvres sont restées essentielles, et la faiblesse qu'elles produisent a été, jusqu'à nous, combattue par les stimulans. Or, je soutiens que désormais aucun médecin instruit et judicieux ne commettra de semblables erreurs, parce qu'il y a dans la doctrine physiologique ce que ni Baglivi ni personne n'avait mis dans aucune doctrine; il y a, dis-je, dans la nôtre de quoi faire éviter ces erreurs.

2°. Que Baglivi attribue les inflammations des fièvres dites *malignes*, et de celles qu'il appelle *mésentériques*, à des humeurs crues et dépravées, contenues dans les premières voies et dans la masse du sang, et à l'*infarctus* produit dans le mésentère par une lymphe *viscide* et *concrète*; ce qui est évidemment prendre l'effet pour la cause. Il y a si loin de cette théorie, qui ressemble à celles de toute l'antiquité; il y a si loin de cette théorie, je le répète, à la doctrine physiologique que nous professons, que je ne crois pas devoir perdre mon temps à les comparer. On peut consulter *l'Examen des doctrines*, où Baglivi est compris parmi les humoro-vitalistes, sorte de médecins sur lesquels je ne crus pas alors devoir m'arrêter, ayant assez à faire avec les browniens et les ontologistes modernes. On répondra que Baglivi, en observant les faits, les a rendus par le langage de son siècle. Soit, et ce seul aveu prouverait qu'il les a mal vus, incomplètement vus, et qu'il n'a point donné les moyens de les mieux voir. Au surplus, je ne dispute ni à cet auteur, ni aux autres classiques aussi justement célèbres, le mérite d'avoir fait des observations judicieuses; mais ces observations ne les ont point conduits aux principes de la véritable doctrine des fièvres. Quelle est donc cette affectation que je remarque aujourd'hui dans certains écrivains, de vouloir absolument me faire dire des injures à des auteurs pour qui j'ai toujours professé la plus grande vénération?

Est-ce que je les insulte en disant que leurs théories n'ont point empêché leurs successeurs de stimuler les malades attaqués des *fièvres essentielles?*...... Non sans doute, puisque les moyens de le faire leur manquaient entièrement, ainsi que je l'ai prouvé. Ils leur manquaient si bien que, quoique tous les médecins possèdent ces auteurs dans leurs bibliothèques, quoique les plus studieux les méditent sans cesse, et les sachent presque par cœur, aujourd'hui même encore ceux d'entre eux qui ne sont pas de l'école physiologique font succéder les stimulans aux anti-phlogistiques toutes les fois que la faiblesse du pouls et la prostration musculaire se déclarent dans les fièvres qu'ils appellent *essentielles*. Or, cette méthode est mauvaise : si l'on veut en avoir la preuve, que l'on consulte les médecins qui, après avoir long-temps pratiqué de cette manière, ont adopté la nôtre, et qu'on les prie d'exhiber leurs tableaux nécrologiques.

3°. Que Baglivi pratiquait des saignées générales au début des *fièvres*, mais que, si la maladie n'était pas enlevée par ces premiers moyens, ses idées de venin, de crudité, d'*infarctus*, etc., le conduisaient aux émétiques et aux autres préparations antimoniales, à la décoction de gentiane et de scabieuse : moyens qu'il croyait très-puissans pour prévenir la gangrène des intestins.

En vain M. Foderà veut excuser l'inconvenance de ces prescriptions : je réponds d'abord que, par elles-mêmes, elles sont très-nuisibles ; j'ajoute ensuite qu'elles laissent au praticien la liberté de substituer à ces médicamens d'autres substances qui lui paraîtront leurs succédanées, ou même encore plus propres à atteindre le but que se proposait Baglivi, celui d'empêcher la gangrène, en vertu d'une propriété spécifique anti-septique, et que, par conséquent, un vaste champ se trouve ouvert à l'emploi d'une foule de stimulans, chacun le plus nuisible à la maladie que l'on croit combattre. Pour preuve de cette nouvelle assertion, je renvoie une seconde fois aux médecins qui ont pratiqué suivant les deux méthodes.

4°. Que Baglivi a prohibé l'usage du quinquina dans les fièvres intermittentes, lorsqu'il y a soupçon d'une inflammation viscérale.... A ceci, on doit répondre que la théorie humorale de l'auteur romain enseignait l'emploi de plusieurs stimulans qui pouvaient faire autant de mal que l'écorce du Pérou. En effet, comment veut-on qu'un précepte aussi sage que celui dont il s'agit attire seul l'attention du praticien, au milieu d'une foule d'explications tirées des diverses écoles, et surtout lorsqu'il parle d'une matière morbifique que le quinquina pourrait fixer dans les organes ? Ne faut-il pas, avec lui, adoucir, fondre, *diluer*, cuire et évacuer cette matière? Est-ce que la saignée et les boissons adoucissantes seraient jugées seules capables d'atteindre ce but? Non : Baglivi n'a point donné le tableau précis des signes qui contre-indiquent l'emploi du quinquina; il n'y a que la doctrine physiologique qui nous dise clairement, et de manière à ne pouvoir s'y méprendre, que la première indication, dans les fièvres intermittentes, est de détruire par les anti-phlogistiques l'irritation gastrique qui existe entre les accès, afin de pouvoir placer avec sécurité pendant l'apyrexie, qui devient alors complète, les stimulans capables de prévenir une nouvelle attaque. Il n'y a que notre doctrine qui puisse indiquer tous les signes de l'irritation gastrique qui peuvent persister entre les accès, parce qu'il n'y a qu'*elle* qui en possède le tableau bien complet. S'il en était autrement, on ne verrait pas tant d'obstructions et d'hypochondries à la suite des fièvres intermittentes.

5°. Que Baglivi, tout en reconnaissant de l'irritation et souvent même de la phlogose dans les viscères, durant le cours des maladies chroniques, telles que les coliques, l'hypochondrie, etc., est toujours rappelé par sa théorie humorale à des stimulans adressés sous différens noms, soit à la bile, soit aux obstructions; qu'en un mot, il a laissé les entités morbides avec leurs anciens noms de *rhumatisme*, de *catarrhe*, de *goutte*, etc., sans les subordonner au phénomène de l'irritation, et qu'il n'y a rien dans ses écrits qui puisse poser les bases de la théorie physiologique.

Convenons-en, Brown est le seul écrivain où le fatras humoral, cette pierre d'achoppement de la pratique médicale, n'existe pas, et l'examen que j'ai fait de ses dogmes radicaux prouve que l'ontologie l'a empêché de fonder une doctrine naturelle et durable. Que M. Foderà me prouve que d'autres écrivains ont signalé cette ontologie, je les consulterai; si je trouve qu'il ait raison, j'en conviendrai; mais je répéterai ce que j'ai déjà dit, que *je ne leur ai rien emprunté*, car je proteste encore aujourd'hui que je ne les connais pas. Au surplus, s'ils existent, d'où vient que jusqu'ici *on n'a pas su extraire de leurs écrits les vérités dont on est si empressé de me disputer la découverte?* Mais M. Foderà ne les connaît pas non plus, ces auteurs si précieux, puisqu'il n'attache pas une juste idée à l'ontologie médicale. En effet, il prétend que je désigne par ce mot les dogmes, les préceptes que je n'approuve pas. Ce n'est point de cela qu'il s'agit. Au reste, si M. Foderà n'a pas compris l'*Examen*, je le renvoie à une nouvelle lecture; s'il l'a compris, je n'ai rien à lui dire, car je ne veux pas l'humilier.

M. Foderà prétend que Réga a bien décrit les

sympathies. Je dois à l'amitié qui m'unit avec le docteur Baud, professeur distingué à l'université de Louvain, l'ouvrage de cet auteur, dont je lui ai accusé la réception long-temps avant la publication de mon dernier *Examen*. Si j'y avais trouvé les idées que j'ai émises sur les sympathies, je me serais fait un devoir de le citer et de m'en faire un appui. Il est certain que Réga a multiplié les faits qui prouvent l'influence de l'estomac sur tout l'organisme. En cela, il a été précédé par Hippocrate et par bien d'autres. Il cite lui-même quatre vers de *Serenus Samonicus*, qui contiennent en abrégé tout ce qu'il a écrit lui-même sur ce sujet :

Qui stomachum regem totius corporis esse
Contendunt, niti verâ ratione videntur.
Hujus enim validus firmat tenor omnia membra
Et contrà ejusdem franguntur cuncta dolore.

Réga dit également d'excellentes choses sur les sympathies de l'utérus et des autres organes. Mais a-t-il expliqué tous les phénomènes physiologiques qui ne sont pas purement locaux, et les entités morbides de tous les auteurs, par les sympathies ? a-t-il *dessentialisé* les fièvres ? a-t-il rapporté les maladies à la transmission d'un point d'irritation d'une partie à plusieurs autres ? a-t-il détruit le *farrago* humoral pour ne laisser que des fluides marchant sur les traces de l'irritation d'une région à une autre ? a-t-il réduit la thérapeutique à la sédation, à la révulsion ou à la *dénaturation* (qu'on me passe ce mot) du phénomène de l'irritation ? et a-t-il mis les sympathies à leur véritable place dans toutes les médications ? Non sans doute; s'il l'eût fait il aurait fondé la doctrine physiologique. Il a éclairé certains points de doctrine par les sympathies; mais l'étude des sympathies ne lui a point donné les moyens de renverser *l'édifice antique*, dont la chute était nécessaire pour l'érection de l'édifice moderne. Or, c'est pour avoir fait tout cela que j'ai dit avoir considéré les sympathies sous un nouveau jour. En faisant cette déclaration, je ne prétends atténuer le mérite d'aucun auteur. Je dis plus : c'est autant d'après les travaux des autres que d'après mes *propres observations* que *j'ai* exprimé les vérités physiologiques que je regarde comme la base de la pathologie. Mais je ne voulais pas noyer la doctrine physiologique dans un déluge de citations, comme je l'aurais fait si j'avais rapporté tous les faits et toutes les dissertations d'où mes conclusions étaient découlées. Je l'ai dit dans la préface de l'*Examen* : c'est des faits les plus communs et les mieux connus que j'ai déduit la doctrine, et cette déclaration laisse à chacun son mérite. Que me demande-t-on de plus ?... Il est déjà si difficile de se faire lire, et l'humanité réclamait si fortement la précision et la clarté dans l'exposition de conclusions qui constituent *essentiellement* notre médecine, que j'ai cru devoir sacrifier le luxe d'une érudition exubérante. Encore un coup, que chacun jouisse de sa gloire ; je me contente d'indiquer l'état où j'ai trouvé les choses, afin que l'on ait une juste idée des progrès que fait aujourd'hui l'art de guérir. Ayant atteint ce but, je laisse volontiers à M. Foderà la liberté de louer ses compatriotes et même tous les Français qu'il croit avoir concouru à la création de la doctrine physiologique. Le temps mettra toute chose à sa place.

Cet auteur entreprend, page 69, de faire connaître la cause qui *a égaré les pathologistes, et a fait oublier l'étude des rapports des fonctions lésées avec leurs organes*. Ceux qui liront ce paragraphe après avoir lu l'*Examen des doctrines* connaîtront où il a puisé les idées qu'il y développe, surtout celle du *bandeau* qui s'opposait à l'avancement de la médecine ; et ils jugeront si ces idées ont gagné ou perdu en passant sous la plume de M. Foderà.

Pour moi, je n'ai qu'une petite réclamation à faire sur un point que je n'ai fait qu'indiquer dans mes propositions. M. Foderà blâme la méthode de M. Pinel, qui consiste à exposer les maladies suivant les tissus qui composent les appareils chargés des différentes fonctions, attendu qu'elle expose le pathologiste à des répétitions et à des longueurs. J'ai reconnu les inconvéniens attachés à cette méthode, et depuis long-temps j'étudie, dans mes cours, toutes les maladies d'un appareil et même d'une cavité viscérale avant de m'occuper de celles d'une autre. Par exemple, j'examine les affections des tissus muqueux, séreux, parenchymateux, etc., du bas-ventre, avant de passer à la poitrine, et ainsi de suite. C'est aussi ce que *propose* M. Foderà. On voit ce qui lui en coûte pour donner un semblable conseil.

Il cherche ensuite à faire connaître comment *on a repris la direction tracée dans les derniers siècles*. Ce chapitre est, comme le précédent, une parodie de l'*Examen*, au moins pour l'idée fondamentale. C'est à M. Prost qu'il attribue d'avoir rappelé l'attention des pathologistes sur le rôle des phlegmasies de la muqueuse des organes de la digestion. Sur cet article, je ne puis que renvoyer à l'*Examen des doctrines* : on y trouvera la raison pour laquelle les médecins n'ont pas plus profité des idées du docteur Prost que de celles de Pujol, et enfin du prétendu siége assigné aux fièvres dites bilieuses par la Nosographie philosophique.

Vient une longue note dans laquelle M. Foderà assure que les Italiens connaissent parfaitement les idées de Bichat sur la distinction des systèmes organiques... Je réponds : pourquoi n'ont-ils pas fondé la classification des maladies sur les différences de ces systèmes ? Ils n'étaient donc pas persuadés ; s'ils ne l'étaient pas, peut-on dire qu'ils avaient suffisamment étudié cet auteur ; et s'ils ne l'avaient pas assez médité, le connaissaient-ils bien ?..... Il lui paraît *intéressant* et même *curieux* de savoir comment les travaux de Bichat m'ont conduit à la doctrine que je professe..... *J'ai déjà répondu à cette question dans l'Examen*; mais il faut me répéter. Je me suis dit : « Si les tissus distingués par Bichat ont une action vitale particulière, cette action doit être susceptible d'aberration ». Et les conclusions que j'ai tirées de ce raisonnement ont produit la doctrine, que Bichat aurait également trouvée s'il avait assez vécu. Voilà encore une assertion que je me permets de mettre au jour, sans crainte de mériter le reproche que m'adresse M. Foderà, d'une admiration outrée pour ce grand homme.

Notre auteur disserte ensuite sur les bouches inhalantes, dont il nie l'existence, sur des petits absorbans de peu d'étendue qu'il prétend que j'ai *inventés*, quoique, selon lui, Caldani, Walther, Lupi, Brolik et autres, se soient efforcés d'en prouver l'existence. Il veut aussi, d'après quelqu'un, que l'absorption soit un phénomène d'une capillarité vivante, soumise à des lois physiques, etc., etc. Je ne veux point m'arrêter à ces minuties. Ceux qui ont suivi mes cours de physiologie savent comment je considère la trame des parties vivantes où les vaisseaux cessent d'être perceptibles à nos sens. Je soutiens que la dissection de ces tissus est impossible, et je fais présider la chimie vivante à leur action; je ne donne de l'importance qu'aux résultats physiologiques qui nous apprennent à bien diriger l'emploi des modificateurs. *Tout cela sera développé* dans l'exposé de ma physiologie dont je m'occupe maintenant, et ni les petites chicanes de procureur que l'on me fait, ni les petits sarcasmes qu'on est tant aise de pouvoir y mêler de temps à autre, ne m'arrêteront un instant dans le cours de ce travail.

L'auteur dont je rends compte discute ce qu'il appelle l'*opinion du docteur* Broussais *sur le siége, la nature et le traitement des fièvres et autres affections gastriques*, en jetant un coup-d'œil sur les *Leçons*, etc., publiées par MM. de Caignou et Quémont. Je ne m'arrêterai point sur un ouvrage qui n'est pas sorti de ma plume. Il prétend que j'en adopte le contenu parce que j'en ai accepté la dédicace. L'application d'un tel principe donnerait des conséquences qu'il serait assez curieux de rechercher; mais je laisse volontiers à d'autres le soin de s'en occuper.

M. Foderà nous donne ensuite l'*esquisse des avantages de la doctrine du docteur* Broussais, et finit par prononcer le *jugement de sa théorie en général.* Je me dispenserai d'entrer en discussion avec lui, ne le croyant pas encore compétent pour remplir les fonctions de juge de la doctrine physiologique; je me contente de protester en général contre sa décision, et contre celles de plusieurs autres *juges* dont les droits ne sont pas mieux établis que les siens. Il faut leur savoir gré de leurs efforts, puisqu'ils leur sont inspirés par des motifs d'utilité publique. Il y a toujours de bonnes choses à retirer des écrits d'un auteur érudit et spirituel, et M. Foderà est du nombre. C'est pour cela que je crois devoir conseiller la lecture de deux mémoires de ce médecin, par lesquels il termine son livre, et qui sont intitulés, le premier : *Considérations sur les études médicales, envisagées comme science et comme art*, et l'autre : *Considérations sur la thérapeutique*. Ceux qui ont étudié la doctrine physiologique y reconnaîtront un élève de cette doctrine, qui veut essayer les armes qu'on lui a fait connaître en combattant sous ses yeux les vieilles erreurs, non-seulement pour leur porter de nouveaux coups, mais encore pour frapper sur la doctrine elle-même, dans l'intention très-louable d'en élaguer tout ce qui lui semble mauvais, et d'y substituer quelque chose de meilleur. A-t-il réussi ? a-t-il ajouté quelques moyens à ceux qu'on lui avait fournis pour détruire les préjugés ? a-t-il perfectionné cette doctrine à laquelle il doit tout, et qui le domine malgré lui dans tout ce qu'il écrit ? ou bien donne-t-il l'espoir d'arriver quelque jour à ce précieux résultat ?... Le temps nous l'apprendra. Il existe une foule de médecins distingués, et figurant déjà parmi les praticiens consommés, qui l'ont étudiée, cette doctrine, beaucoup plus long-temps que M. Foderà, qui la soumettent tous les jours au creuset de l'expérience, qui pourtant écoutent encore et suivent les progrès qu'elle ne cesse de faire : ceux-là ne se sont pas montrés les plus pressés d'écrire. Un jour ils écriront, et lui-même à son tour sera jugé par eux.

Mon but, dans cet article, n'a point été d'écrire pour M. Foderà que je n'aime ni ne hais, et que je ne connais que pour l'avoir vu, il y a déjà quelques années, à mes cours et à ma clinique; je n'ai voulu qu'assurer à ma patrie l'honneur d'une découverte qui vient de convertir le *farrago* médical en une véritable science, et tout ce que pourrait désormais écrire M. Foderà resterait sans réplique de ma part.

Ce que je revendique en faveur de la France, c'est l'étude du phénomène de l'irritation dans les différens tissus du corps vivant, considérés dans leurs rapports avec les agens extérieurs et dans leurs rapports entre eux ; ce sont les démonstrations évidentes et positives qui résultent de la connaissance de ces rapports et qui placent la médecine au rang des sciences. Je n'ignore pas que l'Italie fait aussi une révolution ; mais elle ne ressemble pas à beaucoup près à la nôtre, quoiqu'elle soit également partie du même point, *l'observation des mauvais résultats des stimulans.* Mais en observant ces résultats nous avons suivi, le docteur Tommasini, principal auteur et propagateur de la réforme italienne, et moi, chacun une marche différente. *L'illustre professeur de Bologne* ayant d'abord constaté la présence de l'inflammation dans la fièvre jaune, la reconnut ensuite dans plusieurs autres affections analogues, et proclama l'utilité du traitement anti-phlogistique ; mais il n'assigna pas à cette inflammation son véritable siége ; il laissa encore subsister des typhus asthéniques et ne toucha presque pas aux affections chroniques, c'est ce que prouve son *Traité de la Fièvre jaune d'Amérique*. Je commençai mes observations par les maladies chroniques, sans avoir aucune idée de son ouvrage, qui m'aurait été alors d'une grande utilité. Ayant reconnu l'inflammation dans plusieurs d'entre elles où il ne la voyait pas encore à cette époque (1808), je ne tardai pas à m'assurer qu'elle existait également dans les fièvres dites essentielles, et j'arrivai au point par où il avait commencé. Comme son excellent traité m'était connu à cette époque (1816), je ne manquai pas de m'appuyer de son témoignage, ainsi qu'on peut s'en convaincre par la lecture de mon premier *Examen*. A son tour, le savant Italien profita de mes observations, et ayant appliqué sa doctrine des maladies aiguës aux *chroniques*, il a fini par se trouver d'accord avec moi sur le caractère inflammatoire de la plupart des maladies.

Néanmoins cette différence existe encore entre nous, que le docteur Tommasini traite la pathologie d'une manière abstraite et générale, s'occupant toujours d'un seul phénomène, l'inflammation (voyez ses *Considérations pathologico-pratiques*), tandis que j'étudie l'irritation et ses nuances multipliées dans les différens systèmes organiques de Bichat. M. Tommasini parle d'un processus inflammatoire qui s'étend, par une sorte de propagation, d'un point malade dans toute l'économie, et crée une diathèse. Je note l'exaltation des phénomènes organiques d'abord dans le lieu où les agens provocateurs la développent, ensuite j'en étudie la transmission par la voie des sympathies, mais en faisant observer en même temps les parties de l'organisme où elle n'existe pas. Dans les écrits du célèbre Italien, on voit une modification générale et uniforme de tout l'organisme; dans les miens on distingue les points surirrités au milieu de ceux qui ne le sont pas, ou même qui se trouvent dans un état tout opposé. En un mot, la doctrine de M. Tommasini et de ses compatriotes, quoique ayant plusieurs points de contact avec la nôtre, n'est pas la nôtre. Mais je n'hésite pas à prédire que les progrès qu'elle fera la confondront un jour avec la nôtre, tandis qu'il n'est pas possible que la doctrine française rétrograde jamais vers la théorie italienne. Consultez d'ailleurs l'intéressant article publié par le docteur Fournier dans ce Journal (1), ainsi que le chapitre de la nouvelle doctrine italienne dans l'*Examen* des doctrines.

F.-J.-V. BROUSSAIS.

(1) Tome IX, page 76.

EXAMEN.

M. Broussais, qui ne m'*aime* ni ne me *hait*, en prévoyant une réponse, s'est fait une loi de ne point me répondre à l'avenir. Néanmoins, dans le prospectus des *Annales de la médecine physiologique* qu'il vient de faire paraître, il dit : *Si Messieurs les auteurs des lettres ne sont pas satisfaits des réponses qu'on leur fera, ils seront maîtres d'y répliquer autant de fois que bon leur semblera : c'est l'unique moyen de mettre la vérité dans tout son jour*. Est-ce pour mettre la vérité dans tout son jour que la sage prévoyance lui a imposé une loi contraire à celle établie dans les *Annales de la médecine physiologique ?* Je veux mettre la vérité dans tout son jour. Etant, comme M. Broussais, incapable d'amour et de haine, ce n'est pas à cause de lui que j'écris ; c'est pour faire triompher la vérité.

M. Broussais, en indiquant le but de mon ouvrage, dit que j'attribue à Baglivi, mon compatriote, la *découverte des vérités qui font la base de la médecine physiologique*. L'épigraphe *facile est inventis addere*, indique pourtant assez le sujet de mon travail. On se convaincra, en lisant mon ouvrage, si j'ai prouvé qu'il est facile d'ajouter aux découvertes, lorsqu'on verra que M. Broussais a profité des travaux de M. Prost ; que celui-ci a observé la nature d'après Réga, et que ce dernier a suivi les traces du praticien de Rome. J'admire dans M. Broussais son zèle patriotique ; mais cet amour de la patrie n'est point un argument. Les faits et les raisonnemens positifs ont seuls de la valeur dans les sciences.

M. Broussais veut faire entendre que le passage que je rapporte sur la *découverte de l'Ontologie médicale* est une simple réclamation, et que j'ai tort de dire qu'il fait son éloge. Le lecteur verra, dans mon ouvrage, que la *découverte* de cette *ontologie* fixe, selon lui, la science dont il se dit l'inventeur ; il connaîtra que j'ai rapporté ce passage, non pour critiquer M. Broussais parce qu'il fait son éloge, mais pour montrer qu'il méconnaissait ou feignait de méconnaître les travaux de ses prédécesseurs.

Je n'ai pas dit que M. Broussais *avait tort de réclamer la découverte des affections gastriques parce que Baglivi les a connues* ; mais qu'il n'avait point raison de dire que dans aucun auteur les fièvres n'ont été considérées comme des inflammations ou irritations gastriques, lorsque, dans Prost, dans Réga, dans Baglivi, etc., ces affections sont, pour la plupart, envisagées comme des phlogoses ou des irritations des premières voies. Réclamer une découverte, ou mieux l'invention d'une science, n'est point une petitesse, comme M. Broussais a l'air de le faire entendre. Quelle autre chose peut avoir un plus grand intérêt que des *petitesses* semblables ?

Au reste, quoique M. Broussais soit le premier qui ait employé les mots *entité* et *ontologie* dans les discussions médicales, il n'est pas le premier qui ait démasqué ce qu'il appelle l'*ontologie*. J'attends la publication de sa doctrine pour prouver ce que j'avance, comme aussi qu'elle n'est point à l'abri de l'influence de cette redoutable ontologie.

En lisant la réfutation que M. Broussais fait des idées de Baglivi, on est étonné de voir que le praticien de Rome ne doit plus être compris parmi les solidistes, mais parmi les *humoro-vitalistes*. Tous les médecins donc qui ont lu Baglivi l'ont mal lu, ou ne l'ont point compris, en le regardant comme un des fondateurs du solidisme. Si M. Broussais veut se convaincre que le praticien de Rome était solidiste, il n'a qu'à jeter un coup-d'œil sur son ouvrage *de Fibrâ motrice*. Il est vrai que Baglivi faisait usage du langage de son temps dans ses ouvrages pratiques, puisqu'il mettait une différence remarquable entre la théorie et la pratique. Il avait établi comme maxime que, dans la théorie, on peut se permettre toute innovation;

mais que, dans la pratique, il faut rester fidèle à l'observation hippocratique; et, sans doute, s'il s'exprimait ainsi, c'était pour se faire entendre de ses contemporains : ce qui paraît être un sujet de blâme pour M. Broussais est un éloge aux yeux du lecteur impartial.

M. Broussais ne voit par-tout que des humoristes, et il déclare hautement que c'est Brown qui est le seul écrivain où le *fatras humoral, cette pierre d'achoppement de la pratique médicale,* n'existe pas. Où placerait-il le *strictum* et le *laxum* de Themison et des méthodistes? Cependant si l'humorisme a trouvé un ennemi redoutable dans Brown, M. Broussais lui accorde sa protection à l'égard du scorbut.

Le grand argument de l'auteur de l'*Examen* pour exclure Baglivi de la classe de ceux qui accordaient aux fièvres un siége déterminé, et, par conséquent, pour lui refuser des idées physiologiques, c'est qu'il ne considérait pas toutes les fièvres comme des gastro-entérites, et que les praticiens qui l'ont suivi n'ont point changé leur pratique. Ceci prouve seulement que ses successeurs n'ont point su apprécier ses travaux, et non qu'il n'avait pas reconnu des faits d'une si haute importance. Il n'est pas étonnant d'ailleurs que les premiers observateurs ne découvrent pas de suite tout ce qui peut renfermer un objet : c'est la marche de l'esprit humain de s'avancer lentement, selon les lumières des siècles et les travaux des contemporains. Il n'est donc pas permis, en bonne logique, d'exclure Baglivi du nombre des pathologistes qui ont contribué aux progrès des lumières sur la connaissance du siége et de la nature des fièvres.

M. Broussais dit que ce médecin célèbre *pratiquait des saignées générales au début des fièvres; mais que, si la maladie n'était pas enlevée par ces premiers moyens, ses idées de venin, de crudité, d'infarctus*, etc., *le conduisaient aux émétiques et aux autres préparations antimoniales, à la décoction de gentiane et de scabieuse, moyens qu'il croyait très-puissans pour prévenir la gangrène des intestins*. Baglivi, qui combattait les erreurs de son temps sur les fièvres appelées *malignes*, qu'on croyait dépendantes d'un venin, qui avait reconnu que la plupart de ces fièvres étaient l'effet d'un traitement incendiaire, et qu'avec sa méthode curative il les voyait rarement apparaître, Baglivi, dis-je, ne pratiquait pas et n'avait point des idées telles que M. Broussais les expose. On peut voir et dans mon ouvrage, par ce que j'en rapporte, et dans celui du praticien de Rome, ses véritables idées sur la nature des fièvres et sur leur traitement. Il est inutile de répéter ce que j'ai dit à cet égard.

M. Broussais dit qu'il connaissait l'ouvrage de Réga avant la publication de l'*Examen:* il n'y a pas même cité le nom de cet auteur remarquable. Savez-vous pourquoi? C'est parce que cet auteur n'a point *dessentialisé* les fièvres, et que, par conséquent, il était superflu de citer un ontologiste. D'ailleurs, Réga n'a point *renversé l'édifice antique*, et M. Broussais *ne voulait pas noyer la doctrine physiologique dans un déluge de citations.* Je demande à ceux qui ont lu mon ouvrage et l'*Examen des doctrines médicales*, si les auteurs qu'il cite sont ceux qui intéressent le plus la doctrine physiologique. « *Il est si difficile de se faire lire*, dit-il, *et l'humanité réclamait si fortement la précision et la clarté dans l'exposition des conclusions qui constituent essentiellement notre médecine, que j'ai cru devoir sacrifier le luxe d'une érudition exubérante.* Est-ce pour la *précision* qu'il a composé deux volumes, qu'il a sacrifié le *luxe d'une érudition exubérante* en commençant par Hippocrate et finissant par la très-longue série des doctrines européennes? C'est pour cela sans doute qu'il n'a pas cité, parmi les auteurs modernes, quelques-uns qui y méritaient à juste titre une place distinguée, et qu'il a consacré cette place à l'exposition incomplète de quelques doctrines, et à la citation de quelques noms obscurs qui déparent son ouvrage. Est-ce pour être plus clair qu'il n'a point exposé sa doctrine complètement et dans toute son étendue ? Les propositions ont-elles pu être comprises par ceux qui n'ont point suivi ses leçons, et l'ont-elles été par la plupart de ceux même qui y ont assisté ? Si véritablement il avait écrit pour l'humanité, il aurait publié sa doctrine dans tout son ensemble et dans tous ses développemens. Il paraît que M. Broussais, voulant éviter le luxe d'une érudition exubérante, s'est décidé à ne citer que les auteurs sur lesquels il était sûr d'avoir la supériorité. Pourquoi s'est-il étonné de ce que Miller a reconnu l'*importance de l'estomac comme centre d'actions sympathiques, siége de dérangemens morbides, et* medium *d'opération des médicamens dans les maladies dites* malignes ? Si M. Broussais a lu Réga, comment a-t-il pu dire : *M. Miller est le premier, à ma connaissance, qui ait mis l'estomac à sa véritable place dans l'ordre physiologique ?* M. Broussais devait citer Réga, par respect pour la vérité et par reconnaissance envers son ami, M. Baud, professeur distingué de l'université de Louvain (patrie de Réga et où Réga a professé avec célébrité), qui a eu la bonté de lui envoyer cet ouvrage pour rendre un hommage à la mémoire de son illustre prédécesseur.

M. Broussais, en parlant du paragraphe de mon ouvrage sur la *cause qui a égaré les pathologistes, et a fait oublier l'étude des rapports des fonctions lésées avec leurs organes*, dit que les idées de ce paragraphe se trouvent dans l'*Examen*; et il ajoute que le *lecteur jugera si ces idées ont gagné ou perdu en passant sous ma plume*. Je ne conteste point à M. Broussais le rare talent d'avoir rempli une grande partie des deux volumes de son *Examen* par ce qui, dans mon ouvrage, est contenu dans dix pages. Cependant j'engage le lecteur à parcourir mes dix pages et les deux volumes de l'*Examen*, pour juger de l'exactitude de ce qu'il avance.

L'auteur de la *nouvelle doctrine* dit que je conseille d'étudier toutes les maladies d'un appareil dans leur ensemble, et que c'est la méthode qu'il suit dans ses cours. Il est vrai qu'il parle des phlegmasies qui affectent un appareil et même une cavité viscérale, avant de s'occuper de celle d'une autre, et qu'après avoir parlé des phlegmasies dans toute l'économie, il traite des hémorrhagies, qui font une seconde section à laquelle succède celle des affections nerveuses; ensuite il parle des obstacles de la circulation; et enfin des irritations intermittentes, des maladies produites par les poisons, qui embrassent les poisons proprement dits, les miasmes et les contagions; il termine par les affections asthéniques ou la faiblesse. Si M. Broussais m'avait lu avec attention, il aurait vu que si je critique la manière d'étudier les maladies selon les classifications, je critique aussi la méthode qui sépare les maladies d'un organe, parce qu'elles sont inflammatoires, hémorrhagiques ou nerveuses, parce qu'elles sont continues ou intermittentes. Le tableau complet des affections d'un appareil peut seul donner une idée exacte de ce qui se passe dans notre économie; car l'esprit de celui qui les étudie peut alors se former une idée claire et juste des divers procédés morbides, des nuances qui les distinguent ou les confondent; il peut en apercevoir d'un coup-d'œil les traits de dissemblance ou de similitude. Pour exécuter ce plan, il faut placer en tête de l'ouvrage la véritable pathologie générale, ou considérations générales sur les systèmes régulateurs des fonctions de la vie, et la faire suivre par la pathologie spéciale ou l'étude des affections des organes en particulier. Je ne sais pas si ces idées lui appartiennent; mais ce qui est certain, c'est que ce qu'il expose dans son *Examen* prouve le contraire.

M. Broussais appelle *une parodie de l'Examen* le paragraphe où je fais connaître *comment on a repris la direction tracée dans les derniers siècles.* Le lecteur impartial remarquera, en lisant ce paragraphe de mon ouvrage et l'*Examen*, si ce que je dis est une parodie, et si je juge d'une manière impartiale les travaux de M. Prost, qui ont fait connaître à M. Broussais que, dans les fièvres, il y a toujours inflammation des voies gastriques; que la phlogose de la muqueuse gastrique est sans douleur, et que la douleur perçue par l'effet de la pression est un signe de la phlogose de la membrane séreuse abdominale.... Comme je le prouve, M. Broussais, en ne reconnaissant pas le véritable mérite des travaux de Baglivi, Réga et M. Prost, et en voulant tout s'approprier, n'est pas pour cela ni supérieur ni égal à Newton, qui disait avec candeur et un naïf amour-propre : Galilée est l'antichambre, Descartes la salle à manger, et moi le salon.

A la demande que je fais à M. Broussais de démontrer *comment les travaux de Bichat l'ont conduit à l'invention de sa doctrine, et pourquoi elle ne pouvait être établie avant les ouvrages de ce grand homme,* il me répète pour toute réponse les mots employés par lui dans l'*Examen.* M. Broussais doit savoir, comme le savent ceux qui ont suivi les leçons de Bichat, que ce dernier n'était point de l'opinion de M. Pinel, qui regarde les fièvres comme ayant leur siége sur des tissus déterminés; car il pensait que les fièvres sont des maladies générales qui n'ont point un tissu spécial ou un organe pour siége. Il ne serait pas difficile de prouver que les idées de ce grand homme conduisent plutôt à la doctrine qui déjà a essuyé tant de critiques, qu'à la *nouvelle*. Mais attendons la publication de cette dernière, où peut-être M. Broussais prouvera qu'elle ne pouvait avoir lieu sans les travaux de cet illustre physiologiste.

M. Broussais, par trop d'exactitude, dit que, d'*après quelqu'un*, j'admet l'absorption comme *un phénomène d'une capillarité vivante, soumise à des lois physiques*. Si ce *quelqu'un* admet des lois physiques dans l'absorption, je ne le discute pas; mais j'ai dit, page 101, que l'absorption qui a lieu par des bouches inhalantes, en supposant qu'elles existent, rentre dans les phénomènes de la capillarité, et j'ai ajouté d'*une capillarité vivante, soumise à des conditions plus compliquées et plus variables*. On voit par là que ce n'est point à des lois physiques qu'elle est soumise. Je n'ai point dit que M. Broussais a *inventé* des petits absorbans, comme il s'exprime, mais qu'il les a *imaginés*, car l'invention suppose une découverte, un fait. Il ajoute que, dans ses cours de physiologie, il soutient que la dissection de la trame des parties où les vaisseaux cessent d'être perceptibles à nos sens est impossible, et qu'il fait présider la chimie vivante à leur action. Il est vrai qu'on ne peut pas en faire la dissection avec le scalpel ; mais il n'est pas impossible de connaître la trame des parties, ou mieux la texture anatomique, à l'aide d'instrumens d'optique (*voyez* Mascagni). L'action de la chimie vivante n'a lieu que sur la composition moléculaire de la trame anatomique, et c'est cette composition qui est impossible à connaître.

M. Broussais ne trouve pas exact que je lui attribue les idées consignées dans ses *leçons publiées par deux de ses élèves*, parce qu'il en a accepté la dédicace : autrement, dit-il, de l'application de ce principe résulteraient des conséquences qu'il ne veut point rechercher. Je demande quelles sont ces conséquences ? La seule qui se présente, c'est que chaque personne qui accepte une dédicace se rend responsable des idées de l'écrivain ; mais cette conséquence est fausse, parce que les dédicaces ordinaires sont de simples convenances de société, des tributs d'hommage ou de reconnaissance. C'est ainsi qu'un ouvrage sur les mathématiques ou sur toute autre science est dédié à des personnes qui y sont complètement étrangères. Mais un professeur qui permet à ses élèves de publier ses leçons, qui en accepte la dédicace, doit nécessairement les reconnaître : s'il ne l'avait point acceptée, il serait dans le même cas que M. le professeur Hallé, qui, ne trouvant pas dans la publication de ses leçons ses véritables idées, a averti le public qu'il ne les reconnaissait point dans des rapsodies informes et des compilations mal rédigées.

M. Broussais *proteste contre mon jugement et contre celui de plusieurs autres juges dont les droits ne sont pas mieux établis que les miens*. Je crois qu'il aurait été juste, lorsqu'il se sert du langage d'un procureur, de faire cette *protestation* dans toutes les formes. Aujourd'hui, M. Broussais se soumet avec résignation au seul jugement des praticiens, et même il y a une espèce de respect et de dévotion pour eux dans sa manière de s'exprimer. Je le félicite de sa réconciliation avec ses juges *compétens et légitimes*. Il devait, à la vérité, ne point oublier de présenter au public la liste de ces fameux praticiens qui ont étudié la doctrine sous la direction du maître. Mais un mot sur l'expérience de celui qui n'est pas ce qu'on appelle un praticien, mais qui a eu l'avantage d'assister à la clinique de différens médecins qui traitent les malades suivant des méthodes curatives souvent absolument opposées, qui a fait le parallèle des réussites et des revers des traitemens employés par chacun d'eux, sans qu'aucun intérêt ne l'attachât aux indications que croyaient voir ces praticiens. Le parallèle qu'il a fait est un parallèle immédiat, direct, et non point un parallèle de réminiscence; outre cela, il a eu l'occasion de remarquer non-seulement des traitemens variés, mais aussi des traitemens opposés et hardiment employés.

C'est en faisant des comparaisons directes, immédiates, dans le même temps, et point par réminiscence, qu'il a reconnu que dans la même nuance d'une maladie, par exemple, la nuance de la gastro-entérite, appelée par les praticiens *fièvre gastrique*, traitée par des méthodes curatives variées et même opposées, il y avait un milieu sage et raisonnable auquel il faut s'attacher, et que l'expérience et l'observation indiquent. Voici les traitemens qu'il a vu mettre en pratique et les effets qui en ont résulté. *Premier traitement:* abstinence prolongée, saignées locales répétées, boissons acides et adoucissantes. Effets en général: *diminution de la maladie*, mais souffrances produites par la faim dévorante non satisfaite, convalescence un peu longue, qui faisait ressentir les pertes abondantes d'un fluide précieux et une abstinence prolongée. *Second traitement:* diète, boissons acidulées et adoucissantes, saignées locales si l'intensité des symptômes les réclamait. Lorsque l'appétit se faisait sentir avec force, on le satisfaisait avec les précautions convenables. Effets en général: diminution de la maladie, convalescence proportionnée à sa durée et à son intensité. *Troisième traitement :* méthode de Stoll, l'émétique, etc. Effets : certaines fois la maladie a été dissipée comme par enchantement ; d'autres fois, il y a eu augmentation des symptômes d'une manière rapide vers l'adynamie et l'ataxie ; dans d'autres cas, la maladie a suivi une marche régulière et lente, soit vers la guérison soit vers la mort. *Quatrième traitement :* méthode des Browniens : le quinquina et autres stimulans. Effets en général : augmentation des symptômes, qui, très-souvent, conduisaient à l'adynamie et à l'ataxie ; et si le malade ne succombait pas, la convalescence était longue, et quelquefois il lui restait une affection chronique. Voyons maintenant si le praticien le plus hardi peut avoir le même avantage, et osera traiter les malades avec des méthodes aussi variées et aussi opposées. Je demande à tout praticien doué de sensibilité, mais convaincu de la nature sthénique ou asthénique de la maladie, s'il osera, sans craindre des suites fâcheuses, tenter la méthode opposée à son opinion. S'il fait quelques tentatives, c'est avec prudence et avec précaution ; et s'il s'aperçoit de l'avantage de la méthode opposée à celle qu'il employait ordinairement, il ne deviendra jamais aussi hardi que celui qui en est convaincu par sa doctrine et ses observations ; et s'il arrive à ce degré, ce n'est qu'après un long laps de temps qui affaiblit le souvenir des résultats des différentes nuances des méthodes curatives qu'il a prescrites. Le parallèle qu'il fera ne sera donc ni immédiat ni direct, mais bien seulement par réminiscence ; et il est difficile qu'il soit impartial, car la prévention, l'amour-propre, l'habitude ancienne s'y opposent. Mais, me dira-t-on, le praticien pourra suivre la clinique de ses confrères. Il faut alors que le praticien devienne élève, et cela admis, se trouve-t-il dans une circonstance plus avantageuse que celui qui n'a point vieilli sous l'influence de l'habitude ?

M. Broussais dit *que je n'attache point une idée juste à l'ontologie médicale. En effet*, ajoute-t-il ; *M. Foderà prétend que je désigne par ce mot les dogmes, les préceptes que je n'approuve pas. Ce n'est point de cela qu'il s'agit. Au reste, si M. Foderà n'a pas compris l'Examen, je le renvoie à une nouvelle lecture ; s'il l'a compris, je n'ai rien à lui dire, car je ne veux point l'humilier.* Je remercierais M. Broussais de ce qu'il n'a pas voulu m'humilier si je croyais qu'il le pût. Je ne le veux pas humilier non plus ; mais on voit par ce qui précède si cela m'était possible. Au reste, je ne parle ni de dogmes ni de préceptes ; je soutiens que, pour M. Broussais, *ce qui n'est point conforme à ses opinions est une entité*. Voyons la raison pour laquelle il place parmi les entités la fièvre essentielle. Il pense que la fièvre essentielle est un être imaginaire lorsqu'on veut qu'elle dépende d'une cause générale ; mais que le vrai *médecin physiologiste* doit la rattacher à l'affection d'un organe, parce qu'elle est toujours et constamment l'effet de la gastro-entérite. Les *médecins physiologistes* qui admettent la *fièvre essentielle* et point de *fièvres essentielles*, lui répondent qu'en bonne physiologie on peut admettre l'affection locale comme consécutive à une altération générale. Il est certain, disent ces *médecins physiologistes*, que lorsque l'affection locale est la cause des symptômes généraux, les symptômes locaux précèdent toujours ces derniers, comme on l'observe dans les affections extérieures et intérieures : c'est ainsi que les symptômes d'une affection de la poitrine, du bas-ventre, de la peau, précèdent constamment les symptômes généraux ; mais si les symptômes généraux précèdent la pneumonite, l'encéphalite, la gastro-entérite, la dermite, etc., on doit en bonne logique admettre une cause générale qui précède l'apparition des symptômes locaux, signes des affections des organes en particulier. Il est vrai, ajoutent-ils, que jusqu'à ce jour, les médecins n'ont point mis sur le compte des suites d'une altération générale, ni la pneumonite ni les inflammations de la peau, etc., mais la seule gastro-entérite. Cela prouve, selon eux, que ces médecins n'étaient point *physiologistes*, ce qui est la cause de leur inconséquence. Mais nous, conséquens à nos principes, admettons non-seulement la gastro-entérite comme suite d'une altération générale, mais aussi la pneumonite, l'encéphalite, la dermite, etc. Il est un fait, continuent-ils, c'est que des agens introduits directement dans le sang, tels que l'émétique, l'eau putride, etc., produisent, après être répandus par la circulation, des symptômes généraux auxquels succèdent diverses affections locales, ou dans les voies gastriques, ou dans les voies aériennes, ou dans d'autres organes. Pour ces cas, il n'y a point de doute que la cause est générale, répandue dans le fluide circulant, et que les affections locales en sont des effets. Est-ce qu'un poison miasmatique ou *contagieux*, introduit dans les vaisseaux par le moyen de l'absorption, et circulant avec le sang, ne peut pas produire des désordres généraux avant de causer un dérangement local? Un effet semblable ne pourrait-il pas avoir lieu par tout autre agent d'une facile absorption, avant qu'une affection locale ne se développât là où il n'a point été appliqué, quoique l'endroit par où a eu lieu l'absorption ne souffre pas? Les changemens météorologiques qui n'exercent pas leur influence sur un point particulier ne peuvent-ils pas déterminer aussi le même effet ? Ici les *médecins-physiologo-gastrologistes* répondent avec un ton dogmatique que c'est méconnaître la puissance du sens interne, régulateur de toutes les fonctions de la vie, ou, pour parler un langage technique, c'est méconnaître la puissance du *sens interne gastrique* lorsqu'on fait de telles interrogations. C'est dans l'estomac que tous ces modificateurs agissent, soit qu'on les introduise dans les vaisseaux directement, ou qu'ils soient absorbés par tout autre organe, soit qu'ils agissent sur le corps entier. C'est ce *sens inconnu* jusqu'à ce jour qui fait la distribution de l'impression reçue à tout le reste de l'économie. Vous voyez donc, messieurs les *essentialistes*, que ce que vous appelez symptômes généraux n'est que l'effet de l'altération du *gaster*, qui, par sa puissante influence, la communique à tout le système. Les *physiologistes* non *gastronomes* (1) répliquent que ce que vous avancez n'est point un fait ; c'est une opinion *toute nouvelle*, mais très-ressemblante au fameux *archée épigastrique* de Van-Helmont. Or, une opinion n'est point un

---

(1) Comme *zoonome*, *astronome*, de γαςτὴρ, *estomac*, et νομος, *loi*. C'est le vulgaire qui a transformé le sens du mot *gastronomie*, qui signifie physiologie de l'estomac, en celui de gastrolâtrie, adoration de l'estomac ou gourmandise.

fait, par conséquent on peut avancer aussi que c'est dans les cas où les symptômes généraux précèdent les symptômes locaux qu'on doit admettre la fièvre essentielle, et que l'affection gastrique doit être considérée comme un effet. Il est vrai, disent les *essentialistes physiologistes* que ces cas sont très-rares ; mais il n'est pas moins certain qu'ils appartiennent à la science comme faits réels, ainsi que dans la physique sont admis comme scientifiques les faits qui tombent sous les yeux à chaque instant, et ceux qui ne peuvent être observés que très-rarement. D'après un semblable raisonnement, il est clair que considérer l'affection gastrique comme cause primitive des symptômes généraux dans ces cas-là n'est point un fait. Ce serait un fait si l'on pouvait voir l'affection locale des premières voies avant l'apparition des *symptômes généraux*, quoiqu'aucun dérangement des fonctions gastriques n'en offrît l'indice, et que les symptômes généraux se présentassent les premiers. Si cela est impossible à vérifier, admettre que la fièvre essentielle est absolument, et dans tous les cas, l'effet d'une gastro-entérite, n'est qu'une opinion.

La fièvre méningo-gastrique, ou, pour mieux dire, l'irritation des premières voies, placée parmi les fièvres par M. Pinel, est considérée comme une entité par M. Broussais, parce que le nosographe n'a point rattaché cette irritation aux phlegmasies gastriques, comme il l'a fait pour l'irritation du gros intestin, c'est-à-dire, parce qu'il ne l'a point considérée comme inflammatoire, qu'il l'a placée dans la classe des fièvres, et non dans celle des phlegmasies, ce qui est, pour M. Broussais, un être à part. On voit que, quoique les deux auteurs soient d'accord sur le siége de la maladie, ils ne varient que sur sa nature; l'un la regardant comme une irritation qui n'est point une phlegmasie, l'autre comme une simple phlogose. Nous demandons à M. Broussais si c'est un fait ou une opinion que la fièvre gastrique dépend d'une inflammation, et comment il a pu l'observer directement, lorsqu'on sait que les malades ne succombent pas à ce degré d'irritation sans qu'il soit suivi de celui de l'adynamie ou de l'ataxie. Il est vrai que le raisonnement et les probabilités sont en sa faveur; mais il n'en est pas moins certain que ce n'est point un fait direct, une observation immédiate, mais une opinion très-probable, et toujours une opinion.

La fièvre adynamique est envisagée comme une entité par M. Broussais, parce qu'on a créé l'être *faiblesse*, et qu'on a rattaché les symptômes à cet être lorsqu'elle est la nuance grave de la gastro-entérite, qui n'est point une faiblesse. Il en résulte, selon M. Broussais, que c'est une erreur de placer cette affection parmi les fièvres, mais qu'il faut la rattacher aux inflammations gastriques ; que le traitement adopté par les praticiens adynamistes est un traitement anti-rationnel, et qu'il faut combattre la maladie par les remèdes débilitans. Je pense que M. Broussais a raison de considérer la prétendue fièvre adynamique comme l'effet d'une inflammation ; mais examinons si l'opinion sur la *faiblesse* ou la *vigueur* de la fièvre adynamique, quoique effet d'une inflammation, est un fait ou une manière de voir. Il est certain que les Browniens et les médecins non browniens ont guéri un grand nombre de ces fièvres avec le quinquina, le camphre, l'opium, le musc, la moutarde, etc. Comment se fait-il qu'un stimulant guérisse une maladie sthénique? L'idée de *faiblesse* et de *vigueur* n'est point une chose réelle, mais une comparaison tirée de la puissance de l'action des muscles. Le procédé d'une inflammation est-il comparable à la force musculaire? L'action des remèdes est-elle comparable à cette puissance? Si l'idée de vigueur était un fait réel, ces résultats thérapeutiques ne pourraient avoir lieu. Elle n'est donc qu'une opinion.

La goutte et le rhumatisme sont placés par M. Pinel parmi les phlegmasies : néanmoins, selon le docteur Broussais, M. Pinel *a créé trois entités de genres tout différens*, le rhumatisme, la goutte, et le rhumatisme goutteux, parce que l'illustre nosographe leur donne, selon M. Broussais, les symptômes avec les caractères des *auteurs à humeurs* et de ceux *à inflammations spécifiques*. Il se sert de ce *jargon* : *la goutte attaque ou préserve telle constitution ; elle se porte, elle se promène, elle envahit, etc.* Si les mots *goutte* et *rhumatisme*, continue M. Broussais, *sont devenus synonymes de phlegmasies articulaires* ou *fibro-musculaires, comment ose-t-il écrire que la goutte existe comme goutte dans le poumon ou le cerveau ? autant vaudrait nous dire qu'une phlegmasie articulaire existe comme phlegmasie articulaire dans ces organes*. C'est par une raison semblable que M. Broussais dit que, *lorsque Hunter écrit que quelque soit le siége de l'inflammation érysipélateuse, elle est toujours de même genre, quoique, en général, elle préfère la peau, il est ontologiste*. Pour le traitement, ce sont les êtres goutte et rhumatisme qui font subsister des remèdes anti-goutteux et anti-rhumatismaux. Je renvoie le lecteur aux pages 509 et suivantes de l'*Examen*, où il lira le curieux et emphatique passage sur le *chef-d'œuvre d'ontologie*. Je ne conteste pas la subtilité de la logique de l'auteur de l'*Examen*; mais voyons ce qu'il substitue au langage bien connu des auteurs. Il dit que ce n'est ni la goutte ni le rhumatisme (et on pourrait ajouter pour Hunter ni l'érysipèle) qui attaquent les autres organes, mais bien l'*irritation*. C'est, suivant lui, le transport de l'irritation qu'on doit voir lorsque le cerveau ou le poumon sont affectés à la suite de ces maladies. Ce langage, je le demande, est-il plus clair que celui de Hunter ou de M. Pinel? donne-t-il une idée plus exacte et plus réelle de ce qui se passe dans notre économie? N'est-ce pas personnifier le mot *irritation*, en créer un *être*, en faire une *entité*, que la faire marcher, courir, se transporter d'un lieu à un autre? Si M. Pinel et Hunter sont des ontologistes, M. Broussais, en démasquant l'ontologie des deux illustres auteurs, se montre lui-même ontologiste. Il a donc substitué une opinion aux opinions de M. Pinel et de Hunter, et une opinion n'est point un fait.

La dysenterie, dit M. Broussais, *est pour M. Pinel une affection épidémique, parce qu'il en copie les caractères dans les constitutions épidémiques des classiques. Cette manière de l'envisager est ontologique, et tend à faire naître des disputes pour décider si une colite sporadique qui s'élève à un haut degré est ou n'est pas l'entité qu'on appelle* dysenterie, *et s'il faut lui appliquer le traitement de cette maladie*. Il ajoute néanmoins que cette affection est considérée par

M. Pinel comme une phlegmasie. D'après cela, je laisse au lecteur le soin de décider si la logique du docteur Broussais est décisive.

Lorsque M. Pinel dit que *le cancer désorganise les parties....., que la phthisie, quelle que soit sa cause, finit par changer l'homme le mieux conformé en une sorte de spectre ambulant..... ; que la maladie syphilitique étend son virus sur les membranes muqueuses, les glandes, la peau, le tissu des viscères....., voilà les lésions organiques transformées en êtres actifs*, s'écrie M. Broussais; *on les voit agir, etc : ce langage est ontologique.* On se demande ce que le docteur Broussais y a substitué ? L'*irritation*. C'est l'être *irritation* qui *désorganise....., qui fait le spectre ambulant*.....

La phthisie tuberculeuse, selon M. Broussais, est une entité, parce qu'elle est regardée comme une maladie à part, lorsqu'elle doit rentrer dans la catégorie des phlegmasies chroniques. Je lui demande s'il est prouvé comme un fait évident que les tubercules sont constamment l'effet d'un inflammation ou irritation de la muqueuse pulmonaire. Il y a des pathologistes qui sont d'une opinion contraire, car ils affirment avoir observé des tubercules dans des poumons d'ailleurs parfaitement sains. Si ce fait est probable (je ne veux pas dire réel), la manière de voir de M. Broussais n'est qu'une opinion comme celle de ses adversaires. — Je m'arrête, parce qu'il serait trop long de passer en revue tout l'*Examen*.

Concluons. La fièvre essentielle des médecins *physiologistes* non *gastrologistes*, la fièvre gastrique, l'adynamique, la goutte, la phthisie, etc., sont envisagées comme des entités, parce que la manière de voir des médecins n'est point conforme aux opinions de M. Broussais. Si l'ontologie consiste dans l'opinion, je me suis dit : pourquoi a-t-on admis la fièvre essentielle ? C'est qu'on en a fait une maladie dépendante d'une affection générale, un entité pour M. Broussais. Pourquoi a-t-on envisagé un degré de l'irritation gastrique comme une fièvre ? c'est qu'on l'a regardé comme étant d'une nature non inflammatoire, qu'on en a fait un être à part des inflammations. Pourquoi a-t-on prescrit les stimulans contre la fièvre adynamique ? c'est pour combattre l'être faiblesse. Pourquoi n'a-t-on pas placé la phthisie parmi les inflammations chroniques ? c'est qu'on a créé un être tubercule indépendant des inflammations pulmonaires, etc., etc. Or, nous avons vu que tous ces êtres sont le produit de la manière de voir, et que l'ontologie consiste dans l'opinion ; c'est pour cela que j'ai dit que l'ontologie embrasse la nature, le siége, le classement et le traitement des maladies ; par conséquent, dire que *ce qui n'est point conforme à ses opinions est un entité* ne signifie pas que je n'ai point compris l'*Examen*, mais au contraire que je l'ai médité et raisonné ; raisonnement que j'ai cru superflu d'exposer dans mon ouvrage. Maintenant qu'on juge la fameuse définition que M. Broussais en donne, en s'écriant : « Voilà ce que j'appelle *ontologie*, c'est» à-dire dissertation sur des êtres abstraits, ima» ginaires, qui ne représentent rien de bien dé» terminé ». J'avoue, d'ailleurs, qu'il y a de l'incompréhensible dans l'*Examen*; les propositions ne sont pas plus claires que le Talmud ou l'Alcoran. Bientôt sans doute messieurs les juges légitimes et compétens de ses idées les éclairciront par les commentaires dont il est à espérer qu'ils nous feront jouir, et nous verrons sur la scène ces rivaux des Prosper Martianus, des Foës, des Duret, des Houllier, des Gorter, célèbres commentateurs d'Hippocrate, puisque le docteur Broussais se donne comme rival de ce génie antique.

M. Broussais termine en parlant du contro-stimulus; et, par une petite distraction propre à l'auteur de l'*Examen*, il donne l'honneur de l'invention de la théorie italienne au professeur Tommasini, lorsque tous les médecins savent qu'elle appartient à l'illustre Rasori. Il fait une prédiction; c'est que le contro-stimulus se confondra un jour avec sa doctrine; mais il est impossible, selon lui, qu'elle puisse rétrograder vers la théorie italienne. Je veux prophétiser aussi, en disant que la médecine qui est sous la direction de la véritable pathologie sera l'unique qui subsistera, qui guidera le praticien, et c'est elle qui ne rétrogradera jamais ; que la théorie italienne rentrera dans son domaine, comme aussi rentrera dans son domaine la doctrine française (1). M. Broussais enfin invite le lecteur à lire le chapitre de l'*Examen*, et l'article de M. Fournier sur le contro-stimulus : j'engage aussi le lecteur à parcourir ces deux articles pour relever que, quoiqu'ils soient signés par deux noms divers, ils ont un même coloris, et peut-être le même pinceau les a-t-il tracés.

(1) Je pense que quoique, dans la science, on ne doive admettre que ce qui est réel, néanmoins l'esprit humain peut se permettre de s'élever à de hautes conceptions, de créer des hypothèses, d'imaginer des théories, parce que ces idées donnent l'impulsion vers de nouvelles recherches, qui souvent font trouver des vérités lumineuses. Mais lorsqu'il s'agit de la pratique médicale, il faut les oublier pour s'en tenir à la pure observation et à la rigoureuse expérience. C'est ce que j'ai déjà signalé dans les deux derniers mémoires de mon ouvrage. Dans la théorie italienne et dans la doctrine française, comme dans le système écossais, d'où elles tirent en partie leur origine, la pratique, au contraire, est soumise souvent à des idées théoriques abstraites.

De l'imprimerie de FEUGUERAY, rue du cloître St-Benoît, n° 4.

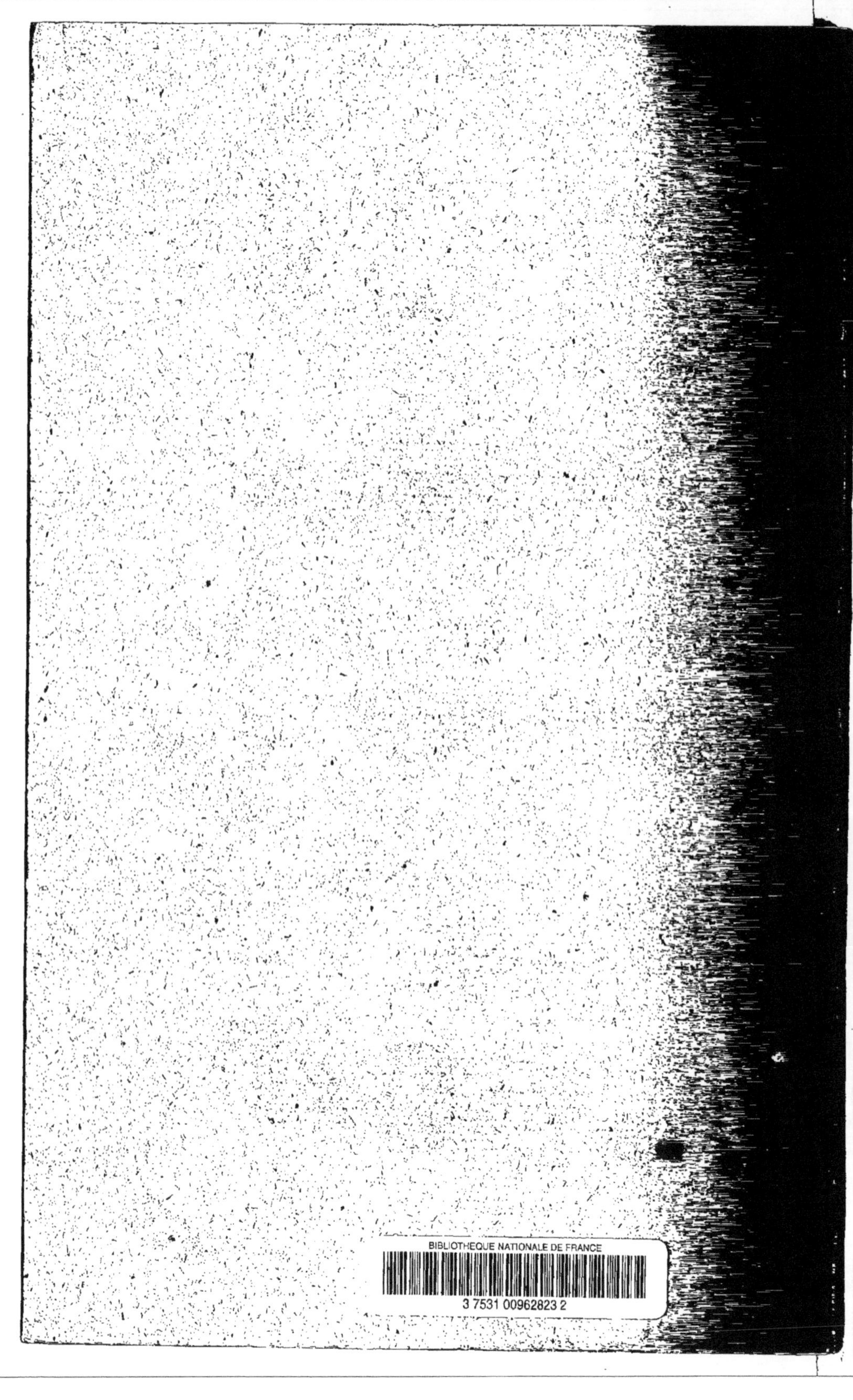

www.ingramcontent.com/pod-product-compliance
Ingram Content Group UK Ltd.
Pitfield, Milton Keynes, MK11 3LW, UK
UKHW012259240726
13966UKWH00004B/1489